Nursing Today
ブックレット・06

「生きるを支える」リハビリテーション

◉目次

まえがき

本書は、日本のリハビリテーション医学の大家である上田敏先生に、その思想の形成過程と内実についてインタビューしたものである。

このインタビューはもともと、猪飼周平さん（一橋大学教授）が企画した『生きるを支える』という地域包括ケアの総論的な本の一部となる予定だった。インタビューを企画したのも猪飼さんである。インタビュアーとして私が呼ばれたのには理由がある。私は二〇〇八年から多摩市の知的障害者支援にかかわり、一九七〇年代以降の青い芝の会などの障害者解放運動を引き継ぐ人たちや、障害学の人たちとの接点が多い。そして、リハビリテーション医学と障害者解放運動の間には緊張関係が存在し、障害学でも上田先生への批判的言及は何度もなされている。猪飼さんはそれらの多くが不当だと感じており、不毛な対立を何とかしたかった。そのため私に声がかかった。

研究会やインタビューの過程で、私もこれまでの批判的言及の多くが的外れだったことに気づかされた。この機会を与えてくれた上田先生と猪飼さんには深く感謝したい。

上田先生の思想は、先生が徹底して患者のために何ができるかを考え抜く、臨床家であり専門職だったことを踏まえると、理解しやすい。世の中、「専門家」と名乗りながら程遠い人が多いが、上田先生はそうではない。他方、私は専門家だけで全人間的復権が可能だとも思っていない。「仲間」として「ともに生きる」という人たちもまた、重要である[1・2]。だとしたらこれからは、本当の専門家たちとの意味ある連携が必要なのだと思う。

私たちの社会では、生活モデル化・地域包括ケア化が進みつつある[3]。めざされるのは、なんらかの困難によって社会から排除されてしまう人たちの全人間的復権である。この時代に、医療に「生活」「人間」の豊かな像を持ち込んだ上田先生の思想を振り返ることは、今後の課題を見定める上でも大きな意義があるだろう。

三井さよ

1 三井さよ：上田敏をちゃんと読もう！ 社会モデルとは何だったのか．「支援」編集委員会編、支援 vol・8、生活書院、二〇一八．

2 三井さよ：はじめてのケア論、有斐閣、二〇一八．

3 猪飼周平：病院の世紀の理論、有斐閣、二〇一〇．

全人間的復権としてのリハビリテーション

人間への関心から

三井◉先生は、「全人間的復権としてのリハビリテーション」を説き続けています。障害を持つ人の、一人の人間として生きる権利を取り戻したいと訴えてこられた。障害者運動をする人たちも同じことを主張してきたように思うのですが、彼らは実際に自分たちが差別や抑圧を受けてきた中から「復権」を求めてきたわけです。ところが先生は、あくまで医師という立場で、しかも失礼ながら〝お堅い大病院〟の中にいらした。そういう方が「リハビリテーション＝全人間的復権」と考えるというのは意外というか、すごいことではないかと私は思います。なぜ、そういう考えに至ったのでしょう。

上田◉私は学生のころから、脳や神経といったものに興味がありました。高校生のころにたまたまフロイトの『日常生活における精神病理』という本を読んで、非常に感心しました。ノイローゼでも精神病でもない人でも間違いを犯す、それには潜在意識が関わっているという内容なのですが、それが面白い。病気ではない正常の人間の心理を研究するのも面白いのではないか、と思っていました。それとはまた別の話ですが、医学部で学ぶ脳の生理学にも興味を持っていました。医学部卒業後の進路を決める時に、基礎医学で脳生理学そのものに取り組むか、臨床に進むかで迷いましたが、私は「すぐ人に役立つ仕事をしたい」と思っていたので臨床を選びました。では精神科か神経内科（当時はまだ内科の一部とされていた）かと少し迷ったけれど、結果が比較的はっきり出るものがいいと思い、「冲中内科」という冲中重雄先生率いる第三内科に入り、内科一般と神経内科、両方の研修をしました。

患者の役に立っているのか

上田◉結果的に、それがよかった。なぜなら、内科の病気というのは、東大病院で扱うような難しい病気でも、完治することは少ないものの、それなりによくなるわけです。ところが、神経内科の病気はさっぱりよくならない。どうしてこうも治らないのか、と、内科も経験していたからこそ疑問に思いました。

三井◉神経内科だけであったら気づかなかったかもしれないということですか？

上田◉そうだと思います。当時の神経内科は生物の分類学のようなもので、目の前の患者さんの病気を、頭の中に入っている何百という病気の中から「これだろう」と一つ当てる。これはこれで、頭脳の働きとしては非常に面白いのです。これはナントカという珍しい病気で、世界でもまだ何十例しか報告されていない、日本ではまだ三例目だなんていう診断を自分がつけられると、すごい達成感がある。しかし、治療法はない。検査のために入院して、不安だが、「正しい治療法を見つけるための検査だ」と信じていた患者に対して、「診断がついたので、（しかし治療法はないので）明日、退院してください」といわねばならない。

三井◉分類自体は面白いけれど、それだけではだめだと……。

上田◉昆虫学ならそれでいいのでしょう。だけど、医学ですからね。困っている人がいるわけだから。さんざん検査しておいて、ではお帰りくださいというのは、それは許されないだろうと。何だ、自分がやっていることは、患者さんにとって何の役にも立っていないではないか。自分は本当に医者なのか？　昆虫学者ではないのか？　そう思ってすごく悩んでしまったわけです。医局に入って二年目に入ったころからです。一年間くらい悩んでいたでしょうか。「病気というのは治らないものだ」という「あきらめの境地」（これは、「治療的ニヒリズム」という名がつくぐらい、医学史の中では繰り返し起こってきたものなのですが）に入ってしまえば楽だったのでしょうが、その一歩手前で悩んでいたわけです。

「心疾患のリハビリテーション」との出会い

上田◉そのモヤモヤしている時期に、循環器疾患の研修で東京女子医大の心臓血管研究所に数カ月、派遣されたのですが、そこでの経験がその後の人生を決めたといってもいいかもしれません。ある日、急患で急性心不全の患者さんを受け持つことになりました。ジギタリスの急速飽和と利尿剤の静注とで、一晩で劇的に症状が改善しました。まあ、循環器病学としては極めて簡単な、ごく基本的な治療法ですが、非常に有効なものです。それによって呼吸が楽になり、「生きるか死ぬか」で入院してきた患者さんはぐっすり眠ることができた。翌朝、生き返ったような爽快な気持ちで目覚めた患者さんは、心から私に感謝してくれたのです。施した医療がこんなにも効くことを体験したことはあまりなかったので、私もすがすがしい気持ちでした。

大きな転機が起きるのは、ここからです。この患者さんが退院する日、「ところで先生、二度とこんなことを繰り返したくないので、これからはどういう生活をすればいいでしょうか」と聞いてこられたのです。今考えれば当然の質問で、今だったら聞かれる前にこちらから生活指導をしなければならないところですが、当時の私は、はたと困ってしまった。自分の中に、というよりも当時の医学には「生活」という概念がなかったからです。大学でも「患者さんの生活を考える」ということは教わったことがなく、医局のカンファレンス（症例検討会）で議論したこともない。だから、「どういう生活をすればいいいか」と問われてもすぐにはイメージがわきませんでした。「まあ無理をしないで、適当に」ぐらいしかいえることがないのです。

その患者さんを見送ってから、私は気になって仕方がありませんでした。医者は患者さんの質問に何でも答えられなくてはいけないはずなのに、「生活はどうしたらいいか」と聞かれて全く答えられなかった。そんなことでいいのだろうか。いや、いいはずはないと。そこで勉強する気になり、大学の図書館にこもって心疾患の患者さんの生活指導について調べ始めました。いくつかの論文を読むうちにぶつかったのが、後に留学することになるニューヨーク大学（以下、ＮＹＵ）のラスク・リハビリテーション医学研究所の論文、「心疾患のリハビリテーション」です。

それは、実際的で非常に役に立つ内容でした。さまざまなＡＤＬ（activities of daily living：日常生活活動。誰もが一日に行う、ほぼ共通の生活行為）と、加えて家事や職業のための行為の際の酸素消費量、つまり心臓への負荷の指標を測定して、種々のＡＤＬ等が患者さんにどれだけの負荷をかけるかを調べたデータに基づいていました。実際の生活指導としては、患者さんの退院前にトレッドミルで歩いてもらって心電図や酸素消費量を測定する。そして、心電図などに問題が起こらない酸素消費量の範囲を測っておき、その範囲に入るＡＤＬ等の種類を確認する。その上で、たとえば「退院後は、自宅での事務仕事だったら問題ないが、通勤して、しかも営業のような仕事は難しい」というように指導し、外来で同様の測定を繰り返しながら少しずつ、可能な（してよい）ＡＤＬ等の範囲を広げていくのです。これはまさに、科学的データに基づいた生活指導です。この論文を読んだ時、それまでモヤモヤしていた気持ちが一気に晴れました。まるで「それまでバラバラだったジグソーパズルのピースが一気にぴったり組み合わさった」という感じでした。

そして、これは心疾患のリハビリテーションについてのものだけれど、「神経疾患のリハビリテーション」もこのぐらい科学的にやれるのではないかと考えて、急に希望がわいてきたわけです。

猪飼◉その境地に至ったのは何年ころですか?

上田◉一九五九年の春です。五六年に卒業して、インターンを一年やって、五七年に沖中内科に入り、それからこの境地に至るまでに二年かかったことになります。

私が悩み始めたきっかけとして、もう一つのエピソードをご紹介しましょう。男性の某大学工学部の若手研究者でしたが、脊髄炎で下半身が麻痺、しかし当時は治療法が何もないという患者さんがいました。そのご家族が「どうせよい治療法がないなら、試しにやらせてほしい」と、病室で何やら怪しげな加持祈祷のようなものを行ったのを黙って見ていなければならなかったということがありました。他に何人も患者さんがいる大部屋の病室で、受持医の私がそれを黙認しなくてはいけなかった。「現代医学にこれほど無力な部分があるのか?」と思い、屈辱感と敗北感がありましたが、その悩みの解決法がやっと現れたわけです。そこで猛然と勉強を始めました。

リハビリテーション開始

上田◉すべて外国の文献でしたが、面白い論文がかなりありました。それを沖中内科の抄読会(最新の外国論文を紹介する定例会）で発表したのが、「リハビリテーション屋」としてのデビューです。これがきっかけで東京・杉並の浴風会病院でリハビリテーションを始めることになったのです。一九六〇年七月のことです。

浴風会は伝統のある社会福祉法人で、広い敷地内には大きな老人ホームがあり、その付属の病院があり、冲中内科と連携して診療や研究をしていて、「老年医学のメッカ」ともいわれたところです。そのホームの園長がアメリカの映画で見た、ニューヨークの老人ホームで行われていたリハビリテーションに感心して、赤い羽根募金に申請して得た補助金で、病院の庭の一角にリハビリテーション室を建てたのです。しかし建てたはいいがリハビリテーションに興味のある医者がいないので、やってくれないか、と私に声がかかりました。設備も十分ではなく、ナース一人を補助者につけただけの「手作り・手探りのリハ」がこうして始まりました。

三井◉そのころ、先生はリハビリテーションをどのようにとらえておられたのですか？

上田◉当時の私のリハビリテーションの理解には限界がありました。「機能回復」が中心だという古い考え方でした。その限界に気づかせてくれたのは、九州労災病院リハビリテーションセンター部長の服部一郎先生との出会いです。一九六二年春に名古屋で開かれた神経学会で先生に初めてお目にかかり、その年の秋に病院を訪ねたのですが、そこで大きな衝撃を受けました。患者さんに対して「自宅に帰す。しかも日本家屋に」ということが徹底して実践されていたのです。病院内のリハビリテーションセンターに八畳くらいの広さの畳敷の、押入れも障子もある日本家屋そのままの

ＡＤＬ訓練室があり、脊髄損傷で両足に麻痺のある患者さんに向けて、畳に座ったまま自助具で洋服を壁にかけることや、両手で体を浮かして畳の上をすべって移動することの訓練が行われ、脳卒中で片手片足が不自由な患者さんにはテーブルに手をついて立ち上がることなど多くのＡＤＬが、細かく丁寧に指導されていました。

私も浴風会病院で、一応ＡＤＬ訓練も行ってはいましたが、アメリカの本をなぞる程度のもので、服部先生がやっておられたような、もともとのその人の「生活」に結びついてこそのＡＤＬだという視点が抜けていたことに気づかされ、大いに反省しました。このことは大きかったですね。のちにアメリカに留学することで最新の技術を学びましたが、私のリハビリテーションの思想の根幹はすでに日本で、服部先生や患者さんたちから学んでいたのだと思います。

リハビリテーション元年

猪飼◉一九六三年を上田先生は「リハビリテーション元年」と呼んでいらっしゃる。「日本リハビリテーション医学会」ができたのは、一九六三年。清瀬に国立療養所東京病院付属リハビリテーション学院ができたのも同じ年。そして東大病院中央診療部に運動療法室が設けられたのも同じ年です。確かにいろいろなことが重なっていますが、なぜこの年を区切りの年とお考えなのでしょうか？

上田◉偶然といえばすべて偶然なのですが、偶然を通した必然というか、一～二年ずれたとしても同じようなことが一気に起こっただろうと思っています。

「日本リハビリテーション医学会」の創立に至るまでに、実は二つの計画が同時に進行していました。一つは、日本整形外科学会の「リハビリテーション委員会」が推進してきた計画で、それまで研究会方式で開催されてきた「リハビリテーション懇談会」を母体に、それを発展させて学会としようというものでした。そしてもう一つは、「内科系リハビリテーション懇談会」です。一九五〇〜六〇年代に治療医学の進歩（主に抗生物質の出現）と栄養の改善によって寿命が伸び高齢化が進んだことによって、かえってさまざまな慢性疾患が増え、障害とともに生きていかなければならない患者さん（特に「寝たきり老人」）が急激に増えました。これらの疾患の多くは（脳卒中をはじめとして）内科の担当でしたから、私自身を含め多くの内科医がリハビリテーションの必要性を痛感し、学び始めていました。その中で、「リハビリテーションとは総合的なものである」ということに気づき、自分たち内科だけではなく、整形外科、神経内科、小児科、耳鼻科、精神科といった広い範囲の専門家を集めた総合的な学会をつくりたい、と考えるようになりました。

整形外科には、一九二〇年代からの「肢体不自由児療育」や、一九三〇年代後半〜一九四〇年代の戦争傷病兵に対する「回復訓練」といった歴史と実績がありました。内科に比べ、学問的知識や技術レベルも高く、従事者の数の面でも圧倒的に差がありました。その一方で、脳卒中その他の神経疾患に取り組むには内科的医療の知識や技術が不十分だというジレンマがありました。患者さんのことを考えれば、互いに対立している場合ではない。そこで一九六三年四月に大阪で開かれた日本医学会で、整形外科と内科系が大同団結し融合して日本のリハビリテーションを発展させていこうという話がまとまり、九月二九日の「日本リハビリテーション医学会」創立に至ったのです。

またこの年は東大病院中央診療部に運動療法室が設けられた年でもあります。私は一九六〇年から実際にリハビリテーションを始め、今から見れば極めてプリミティブなことしかできませんでしたが、それでも患者さんを「寝たきり」にしておくことに比べたら、はるかに効果があることがわかりました。そうなると、自分がもともといた東大病院の患者さんにもリハビリテーションをしてあげたいと思い、いろいろとつてをたどり、東大病院に話を持ちかけたのです。すると、中央診療部ではすでに「物理療法部」創設の計画があったことがわかり、その予定地の一部にリハビリテーション部門を設置してもらえることになりました。一九六三年七月に全国の大学病院の中でもっとも早く、現代的なリハビリテーション部門が東大病院に発足しました。私は一九九二年の定年まで、約三〇年をここで過ごすことになります。

また、当時の厚生省の大村潤四郎さんという医務局長（今でいう医政局長）が、イギリスを中心にあちこち視察して、リハビリテーションの重要性を痛感し、理学療法士・作業療法士の養成が必要だと思って帰ってきた。それから何年も研究会で人を育て、その報告書が出て、予算が通って、東京都清瀬市に日本最初の理学療法士・作業療法士の学校ができたのもこの年（五月）でした。

三つが重なったのは、偶然といえば偶然です。でも、必然でもありました。戦後に治療医学が進歩し、栄養が改善して、昔なら命を落としていた病気でもそう簡単には死ななくなった。そして若い人たちも死ななくなり、日本人の寿命が急速に伸びていくわけです。すると、老人に多い病気が増えていくのです。それまでは脳卒中を起こす前に死んでいたのに、「長生きしたおかげで脳卒中になる」という時代が、この頃から始まりました。ただ、脳卒中で死ぬことはなくても体に麻痺が残る。一九五〇年代まではそういう人たちをただ寝かせておくしか方法がなく、また、「寝かしておくのは悪いことだ」という知識もありませんでした。すると、何カ月もたたないうちに誤嚥性肺炎や褥瘡（から起こる敗血症）などが原因で亡くなっていました。しかし、抗生物質が潤沢に行き渡るようになり肺炎や褥瘡などが治るようになり、命が失われなくなりました。ということは、リハビリテーションがないわけですから「寝たきり」がどんどん増えていくわけです。

「寝たきりの時代」になりそうだ、これは何とかしなくては、と気づく人間が増えてきたのです。面白いことに、「老人福祉法」が制定され、「特別養護老人ホーム」（特養）の制度が正式に発足したのもこの年なのです（七月一一日施行）。つまり、一九六三年は「リハビリテーション元年」であると同時に、「高齢者福祉元年」でもあったわけです。「寝たきりの時代」にしないために、「リハ」と「ケア」の両方が必要になった。それを多くの人が感じ取って行動したということですね。

アメリカ留学で得たもの

上田◉「日本リハビリテーション医学会」発足により、リハビリテーション医学の地盤ができたからこそ、外国の論文や本を参考にしているだけではダメだという思いがありました。本格的なリハビリテーション医学を自らの目で見、体で体験し、頭で理解しなければと、一九六四年一月に、先ほど触れたＮＹＵのラスク・リハビリテーション医学研究所に留学しました。そこで一年間、レジデントとして臨床研修を受けたのが、大きな転機となりました。

三井◉何がいちばん大きかったのでしょうか？

上田◉大きかったのは、私がすでに日本で九州労災病院の服部先生から学んでいた「ＡＤＬ重視」に加えて、家事や職業という、「社会的な役割をはたす」上で必要な活動（動作）を非常に重視して訓練していたこと、そしてもう一つは医学的リハビリテーションのチームのメンバーとして、医師や理学療法士、作業療法士、言語聴覚士などの医学的職種だけでなく、メディカルソーシャルワーカー（ＭＳＷ）、臨床心理士などの、一括して「心理・社会的職種」と呼ばれる専門家による「心理・社会的アプローチ」が重視されていたこと、また職業カウンセラーも加わっていたことです。

三井◉リハビリテーション医学はＡＤＬのみに注目する、というのが、障害者運動からのちに批判された点だと思いますが、そうでもなかったのでしょうか。

上田◉研究所の中庭に「ホライズンハウス」と名づけられた独立した普通の家屋があって、退院近くの患者はそこで家族と一緒に暮らし、家に帰ってからの生活行為の問題点をチェックし、指導を受けながら、家族も、その患者にとって必要な介助の仕方を学べるようになっていました。また、「ＡＤＬ部門」が独立していて、そこのチーフは元患者だった脊髄損傷による下半身麻痺の女性なのですが、彼女は車椅子を操りながら患者には適切な指導をし、我々レジデントにも丁寧に指導してくれました。ADL以外の「活動」、つまりアクティビティにも力を入れていて、特に家事に関しては「家事部門」が独立していて、担当のOT（作業療法士）が料理や掃除、洗濯を指導していました。また職業のために必要な訓練も重視されていて、「作業療法部門」では就業前作業療法に力を入れていました。

研究所においてもう一つ印象的だったのが、先ほど触れた「心理・社会的アプローチ」です。患者の入院前から、ソーシャルワーカーがその人の家族や社会的背景をよく把握していて、問題点を含め、それらを詳しく担当医に教えてくれました。さらに臨床心理士は、患者の心理的状況や抱えている問題をカンファレンスで詳しく報告するのです。だから、リハビリテーションの対象はすでにADLの範囲を超えた「活動」全体、むしろ「生きる」こと全体に広まっていたともいえると思います。アメリカの中でも温度差があり、NYUはその中でいちばん「社会性」が強かったのかもしれません。そういうこともあって、いつからとはいえないが、リハビリテーションというのは患者さんの人間全体、人生全体に関わることだと確信するようになりました。

「リハビリテーション＝全人間的復権」という考え方

三井◉いつから「リハビリテーション」を「全人間的復権」と位置づけるようになったのでしょうか。

上田◉渡米以前の服部先生や患者さんたちから学んだこと、そしてアメリカでの経験が下地になっているとは思います。しかし特記すべきことは、日本に帰ってから一九六六年に東大病院のリハビリテーション部を拡大するということになり、その設計のプロジェクトに私も参加し、一九六五年の中ごろから東大工学部建築学科の大学院生の人たちと議論し勉強したことです。いろいろと勉強していく中で、病院建築に関するある本の、リハビリテーション施設に関する一節に、「リハビリテーション」という言葉の本来の意味は「権利の回復」であると記されていたのにぶつかり驚きました。これは陳恵玉さん（台湾出身の女性建築家、後に帰化して林玉子さん。自身ポリオで一方の下肢が不自由な障害者で、後年大学で教え、障害者住宅の設計を専門とした）という、プロジェクトの中心となっていた人が書いたものでした。彼女に聞くと、どこかで読んだが、それ以上詳しいことは書いてなかったといいます。

そこで興味を持ってさらにいろいろと調べてみると面白いことがわかってきました。この言葉は語源的には「re-リ（再び）」、「habilis-ハビリス（人間にふさわしい）」、「ation-エイション（状態にすること）」なのですね。医学的に使われたのは第一次世界大戦中の一九一七年が初めてで、それまでは犯罪者の社会復帰（更生）、それ以前には中世から「名誉・権利・資格の回復」あるいは「無実の罪の取り消し」・「破門の取り消し」という意味で使われていました。たとえば、ジャンヌ・ダルクは「魔女だ」として火あぶりの刑を受けましたが、その二五年後にやり直し裁判があり、（魔女だという）無実の罪と破門が取り消されました。そのことをフランスの歴史では「ジャンヌ・ダルクのリハビリテーション」というのですね。そこで私の中では、リハビリテーションという言葉と「復権」が結びついた。「リハビリテーションというのは権利の回復なのだ」ということを、一九六六〜六七年くらいから考えるようになったのだと思います。

三井◉「全人間的」という言葉は、どこから？

上田◉自分でもよくわからないのですが、一九六九年に刊行した『目で見るリハビリテーション医学』初版（武田薬品版）の中（p.5）に記した「患者のニーズの構造」というものに「心理的問題」を入れています。さらに、家庭内問題、社会的問題がそれを取り巻いて、重層的な構造をなしていると述べています。それまで実際に患者さんを見ていて、こういう複雑に絡み合った問題を持っているんだな、と思っていたのだと思います。そうなると、「全人間」なのです。人間らしく生きられないというのもいろいろなレベルがあって、機能障害レベルの問題だけではない。心理レベル、家庭レベル、社会レベルと「全部」のレベルが関わってくるのです。したがって、その解決も部分だけでは本当の解決にならない。対象は「全人間」でなければならないと考えたのだと思います。

実はこの同じ本で初めて「全人間的復権」という言葉を使ったのです。リハビリテーションとは障害（「生きる」ことの困難）のために「人間らしく生きる」ことが困難になった人の「人間らしく生きる権利の回復」、すなわち「全人間的復権である」と書きました（p.2）。ですから、この言葉を使いだしてから間もなく五〇年になります。そして、一九八三年に出した『リハビリテーションを考える』の副題に、「障害者の全人間的復権」とつけました。

ＩＣＩＤＨからＩＣＦへ

玉ねぎの皮のような構造

三井◉リハビリテーションを「全人間的復権」と表現するのは、障害をどうとらえるか、ということとも関わっていると思います。

上田◉私は一九六九年の時点ですでに、障害には構造がある、と考えていました。当時は、同心円的で重層的な構造で描いていました。この同心円的に描いていたのが、面白さでもあったのです。**図1**のＩＣＩＤＨ（国際障害分類）の障害構造モデルでは、疾患・変調、機能・形態障害、能力障害、社会的不利が、さらにＩＣＦ（国際生活機能分類）の生活機能モデルでは、健康状態、心身機能・身体構造、活動、参加、環境因子、個人因子が、それぞれ離れて描かれています（**図2**）。しかし実際には、そんなに離れているものではなくて、ぴったりくっついているのです。

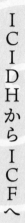

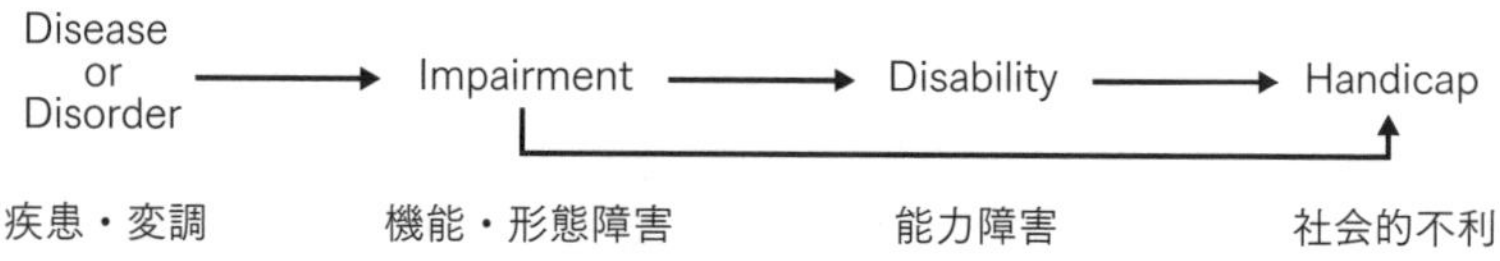

図 1　国際障害分類（ICIDH）の障害構造モデル（WHO, 1980）

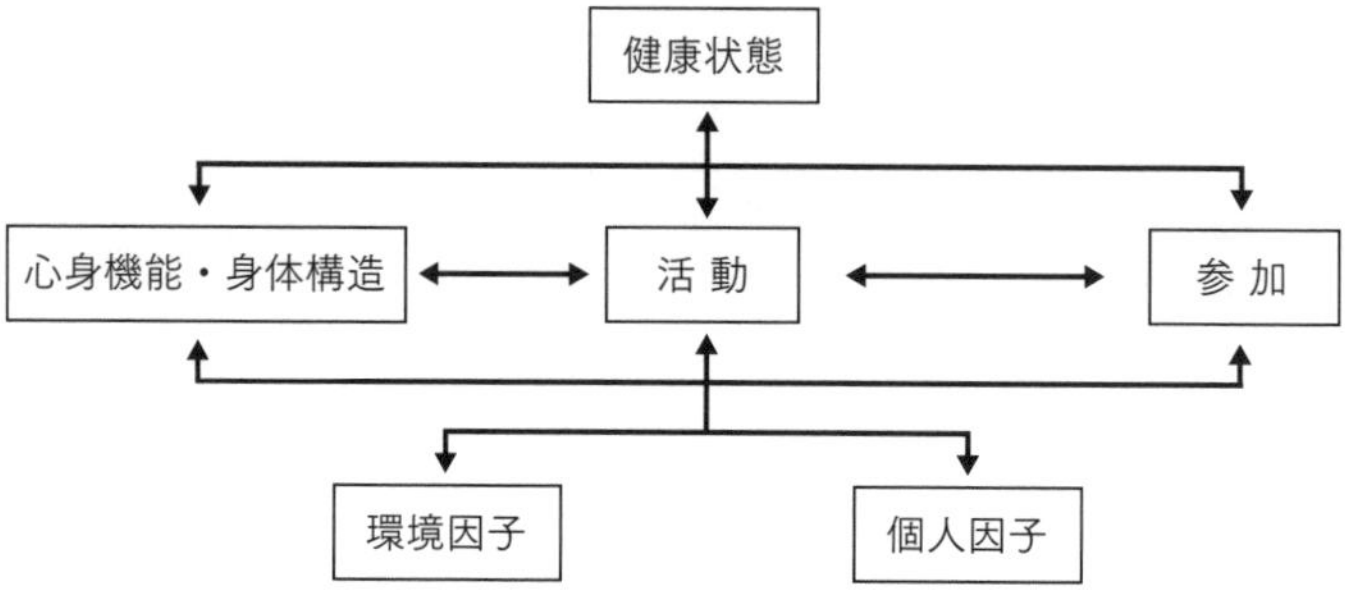

図 2　国際生活機能分類（ICF）の生活機能モデル（WHO, 2001）

私は、障害者の持つ問題の構造について「玉ねぎの皮のような」という表現を使ったことがあります。障害を持っている人は、単に手足や言葉などの障害に悩んでいる存在ではなく、障害を持っているという事実から派生するさまざまな問題があって、幾重にも重なり合いもつれあった、いわば問題の複合体に悩んでいる。障害から派生したさまざまな問題が互いに影響しあい、結びあっている。それは、むいてもむいても皮が出てくる玉ねぎのように重層的な構造をなしている。つまり、いろいろな問題が非常に密なものだという感覚があるのです。

猪飼◉ぴったりくっついているというのは、どういうことを意味するのでしょう。

上田◉すぐに影響してしまうということです。時間差もないし、互いに影響がすぐ来ます。それを示す矢印も両方向です（ＩＣＦでは図に明示されており、ＩＣＩＤＨでは序文に明記されています）。「すべてがすべてに影響する（悪影響も、よい影響も）」ということです。だから、のんびりしてはいられないのです。疾患の治癒をめざすわけではないからのんびりやればいいかというと、とんでもない。マイナスがどんどん雪だるまのように大きくなっていくのを止めなくてはなりません。子どものころに重い障害を負っていたために十分な教育を受けられなければ、仮に大人になってその障害が治ったとしても「教育を受けられなかった」というハンディが残ってしまいます。旅行をすることや遊びに行くことができなかった月日を取り返すこともできない。長期にわたる療養などのために離婚してしまった人も、障害が克服できたからといって元の生活を取り戻せるわけでもないでしょう。できることにすぐ着手しなくてはならないのです。

三井◉ぴったりとくっつくというと、それぞれの問題が区別できなくなるような領域があるということですか？

上田◉いえ、そうではありません。一つひとつの問題は区別できるはずですし、しなくてはいけません。そこを曖昧にすると、やることも曖昧になってしまいます。一つひとつきちんと区別されながら、ぴったりくっついていることが大事です。すぐ影響してしまうのだけど、決してある要素がすべてを決めてしまうわけではなく、それぞれの次元が相対的に独立している。だから、どこが変わりうるのか、それがどこにどういうふうに影響するのかをよく見極める必要がある。だからこそリハビリテーションの専門家は、そのいろいろな次元を同時に見ていかなくてはならないのです。

ICIDHのインパクト

三井◉そうした考えがすでに素地としてあった先生から見て、ICIDHはどのように見えていましたか。

上田◉WHOからICIDHが発表されたのは一九八〇年ですが、その数年前から試案が出て、回覧されているのですね。一九七五年に各国に送付された試案には、すでに障害構造モデルがほぼ完成形でできていました。そのモデルは簡潔に重要なことを示しており、よくできていると思いました。ただ、私は「モデルはいいが分類に関しては不備がある」と思ったのです。試案では、「社会的不利」の独立の分類がなくて、「能力障害」の各項目の後に一から五までの数字をつけて「社会的不利」の分類に代えていました。その数字の大きさによって、社会的な不利の程度を示すというものでした。しかし、「社会的不利」は独立した分類でなければいけない。私はそう考え、不備を指摘した論文を（英文で）書いています。

まあ、不備というか、医学の中で初めて「社会的不利」に関する分類をつくることがいかに大変だったか、ということでしょう。私の指摘が響いたのではないと思いますが、他の人たちもその不備に気づいたらしく、一九八〇年に発表されたＩＣＩＤＨの障害分類では「社会的不利」の分類が独立しました。医学の世界で、社会レベルの問題のことを、しかもＷＨＯという国連機関が取り上げたことは画期的なことでした。これが、「医学モデル」脱却への大きな第一歩になったといってもいいと、私は思っています。

三井◉しかしＩＣＩＤＨモデルは、批判を浴びることになりました。「障害学」の世界ではむしろ、反発を呼んだところもあると聞いています。その大きな原因は、何だったのでしょう。

上田◉障害構造モデルの矢印が、左から右への一方方向だったことがいちばん大きかったと思います。そのために「機能・形態障害」が不可避的・運命的に「能力障害」を引き起こし、それが運命的に「社会的不利」を引き起こすという運命論であり、決定論である、と批判されてしまった。これは「医学モデル」そのものではないかと。しかし、これは大きな誤解で、ＩＣＩＤＨの序論には、「この矢印は逆方向の場合もある、飛び越える場合もある」とはっきり書かれています。丁寧に読めばわかることなのですが、障害構造モデルの一方向の矢印の図だけを見て感情的に反発した人が多かったのだろうと思います。

しかし、一九八二年に国連から出された（一九八三〜一九九二の「国連障害者の十年」の基本文書である）「障害者に関する世界行動計画」にはＩＣＩＤＨの概念が中心思想をなしています。それは「『機能障害』があっても『能力障害』をなくすことはでき、たとえ『能力障害』があっても『社会的不利』をなくすことはできる」という、優れた論理でした。ＩＣＩＤＨ作成の中心人物であったイギリス・

マンチェスター大学教授のリハビリテーション医、フィリップ・ウッドの卓見だったのです。
とはいえ、課題は残っていて、ＷＨＯは一九九〇年からＩＣＩＤＨ改定に向けて動き始めました。

マイナスだけでなく、プラスを見る

三井◉改訂作業には、先生も協力されたとうかがっています。その経緯を教えていただけますか？

上田◉私は「（公財）日本障害者リハビリテーション協会」に所属しており、そこの主催で一九七七年から「総合リハビリテーション研究大会」というものを毎年やっています。一九九七年の第二〇回大会で、外国からの専門家としてケネディさんという女性をお呼びしたのです。そのケネディさんがＩＣＩＤＨの改定過程に参画していて、まだ検討中だけれどといってＩＣＩＤＨ改訂版のモデルを示されたのです。それは後のＩＣＦモデルとほとんど同じで、矢印が一方向でなくなって双方向的になっていました。また、マイナスでなく、プラス面を中心に見ていこうという方向が示されていました。私はそれにすごく感激して、ぜひ、改訂作業に参加したいと思ったのです。そして、いろいろなつてをたどって「ＷＨＯ国際障害分類改訂日本協力センター」というものをつくり、厚生労働省の担当部局とも連絡を取りながら積極的に改訂作業に参加しました。

三井◉どのような人たちが改訂作業に関わったのでしょうか。

上田◉ＷＨＯが示した改定作業の基本的な考え方は「一対一対一で委員会をつくりなさい」という

ものでした。どういうことかというと、障害当事者と分類を使う専門家と研究者、それぞれ三分の一ずつの比率で委員会をつくり、作業を進めるようにということです。そこで我々も、障害者団体にはたらきかけて代表に参加してもらい、知的障害の場合は親の会の人に来てもらうなどして、二年くらいかけて作業を行いました。その成果の一つは、一九九八年にWHOとの共催で第六回年次ICIDH改定会議を東京で開催できたこと、もう一つは、二〇〇〇年の改定途上案の「ベータ二案」を翻訳し出版したことです。このベータ二案をもとに一年間かけてフィールドトライアルが行われ（日本でも行い、WHOに報告しました）、一一月にスペインで開かれた最終的な年次会議で最終案が成立。そして翌年の二〇〇一年五月二二日、ICFとしてWHO総会で正式決定されました。

三井◉ICIDHからICFへ、何が変わったのでしょう。

上田◉いちばんの違いは、マイナスからプラスへの一八〇度の転換です。医学モデルにしても社会モデルにしても、障害のマイナス面しか問題にしてきませんでした。それもあってICIDHでは「マイナスの分類」がなされていたのですが、ICFでは視点を一八〇度転換して、「プラスの分類」にしたのです。障害をめぐる名称や概念も否定的なものから中立的・肯定的なものへと変わりました。たとえば「機能・形態障害」は「心身機能・構造」に、「能力障害」は「活動」に、「社会的不利」は「参加」にというように。もちろん、マイナス面が無視されたわけではなく、「プラスの中にマイナスを位置づける」というかたちでマイナス面をとらえようとするのがICFの基本的な考え方です。つまり、マイナス面だけを見るのではなく、必ずプラス面を見て、マイナスとプラスの関係をとらえることが重要だということです。この視点は、私自身、長年リハビリテーションの現場で実感していたことでした。障害者のマイナス面しか見ないというのは、完全に間違っています。障害のある人の全体を大きな四角として考えると、その中で障害の占める部分は小さくて、小さい四角です。残りは正常な部分、つまりプラスだということです。

猪飼◉先生は、マイナスだけではなくプラスを見るということの、いちばんの利得は何だと考えていらっしゃいますか?

上田◉思想的には、「障害者はマイナスしか持っていない存在だ」という見方から、「障害者はマイナスの面も持っているが、同時に普通の人と同じプラスの面をたくさん持っている人だ」という考え方に立つことです。これは一種の思想的転回で、一瞬の間にさえ起こることがあります。私は一九八七年の講演で「障害者の全体を仮に大きな四角で表わせば、『障害』はその中の小さな四角で、残りの広い部分は正常な機能や能力なのだ」といい、そういうスライドを示したことがあります(**図3**)。後日そのスライドを若いリハビリテーション医に貸してあげて、彼がある大学でのリハビリテーション概論の講義に使った。それを見た一人の女子学生が「あのスライドを見て、目からうろこが落ちました」といってくれたそうです。おそらく彼女には潜在的にそういう認識があったのでしょう。それが「かたち」として示されることで、急激に意識化されたのだと思います。

次に実際的には、リハビリテーションの進め方に大きく影響するということです。リハビリテーションというのは、プラスを活かし伸ばすこととマイナスを減らすことの両方を並行して努力する

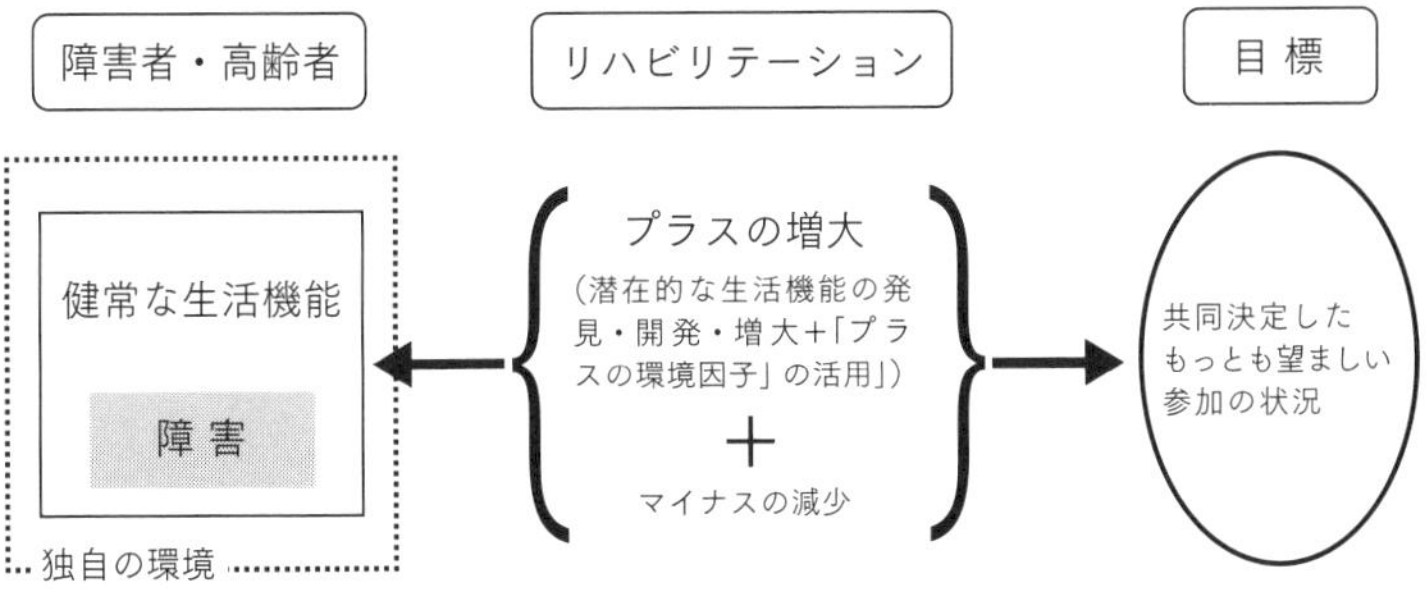

図3　リハビリテーションの基本的な考え方

大きなプラス（健常な生活機能）の中に小さなマイナス（障害）がある。リハビリテーションでは潜在的なプラスを発見し、引き出し、伸ばすことが大事。

ものだと思うのです。普通は「マイナスを減らすのがリハビリテーションだ」と思われています。しかし、マイナスを減らすのには限界がありますし、非常に時間がかかり、その間にいろいろな不利益を被る（マイナスが増える）わけです。ですからまずは、プラスを探し出す。実は隠れているけれど、専門的な目、専門的な技術をもってすれば、見つけて引き出すことができる隠れたプラスがたくさんあるのです。

たとえば右手で文字を書くことができなくなったのなら、左手で書けばいい、といったようにです。専門家でないと絶対にわからないとはいいません、客観的に冷静に考えれば誰にでもわかることでしょう。だけどリハビリテーション医学には技術があるから、その技術を使えば、利き手ではなかった手で字を書くのも、普通の方が想像するよりもはるかに早く、はるかに高いレベルまでできるようになるものです。

三井◉単に残存能力を活用するというより、もともと持っている力を引き出し、発展させるというイメージですね。

上田◉そのとおりです。従来の医学は基本的にマイナスを減らそうと、マイナスばかり見るものだったのですが、リハビリテーション医学はそれとは逆の発想で、「プラスという大きな四角の中にマイナスという小さな四角を位置づける」という発想の大転換をしたわけです。

三井◉そういう考えは、ICIDHやICFができていく過程で持たれるようになったのですか、それとも臨床経験の中でのことでしょうか？

上田◉それはもう、リハビリテーションの実践の中からです。「プラスの中にマイナスがある」ということを私が初めていったのは、一九八七年です。ICIDHができて七年しかたっていない（ICFにはまだ一四年もある）時すでに、マイナスだけを見てはいけない、プラスを見ることが大事だといったわけです。私がそれまでの二十数年間やってきたリハビリテーションを振り返って、「リハビリテーションが成功したのはどういう時だったか」と考えると、マイナスを減らせた時よりプラスを増やせた時のほうがはるかに多かった、ということだったのです。そういう下地があったので、ICIDHからICFに変わる時、プラスのモデルに変わることがわかって、ものすごく感激したわけです。それを自分から言い出さなかったのは、もったいなかったなあと（笑）。でも、実はその一歩手前までいっていたのですね、QOL（quality of life）という言葉で。

ＡＤＬからＱＯＬへ

三井◉先生がＱＯＬという言葉に注目され始めたのは、いつ頃ですか？

上田◉言葉としてはずいぶん前に知っていましたが、ＱＯＬにも分類があるということは一九九二年に出した本『リハビリテーション医学の世界』で書いていますし、論文としてはその少し前に書いていました。ＱＯＬというのは、プラスでしょう？　その人の「できない」ところを見ているのではなく、質を高めるという発想ですから。だから私は、そのころからプラスを求めていたのですね。『リハビリテーションを考える』という本（一九八三）の中でも、「やや先走っていえば、今やリハビリテーションの目標は従来の『日常生活動作（ＡＤＬ）』からＱＯＬへとドラスティックに変換されなければならない時代を迎えたといってもよい」と書いています（p.45）。

ＱＯＬのＬ、「ライフ」は、日本語の「生活」という意味を持つだけではなくて、生命、生活、人生という三つの意味を持っています。ともすると日常生活、それも労働も文化生活も精神生活も欠いた即物的な毎日の生活動作だけを意味するように思われがちですが、「人生」という意味で、「人生の質」として使われなければ、ＱＯＬの本当の姿を表わすことにはならないのです。

三井◉ＱＯＬは、ＡＤＬと異なり、いわば「参加」そのものです。本来なら「全人間的復権」そのものと同義といってもいい言葉だと思います。ただ、先生の御本の中では、「主観的ＱＯＬ」「客観的ＱＯＬ」という、「全人間的復権」そのものとは少し違う議論が入っていますが、これはなぜでしょうか？

上田◉アメリカではすでに「ADLからQOLへの変換」をスローガンに掲げていましたが、この考え方は日本ではなかなか受け入れられませんでした。逆に、「ADLはもう重要ではなくなった」「機能回復だけでいいのだ」と受け取られてしまい、QOLは「人生」を豊かに送ること（客観的なこと）ではなく、心の持ち方や満足感といった主観的なことへと矮小化される傾向が強くありました。そのことに私は危機感を持ち、リハビリテーション医学の新しい目標として「QOL向上のためのADL向上」を掲げ、そういったリハビリテーション医学の力によって、場合によっては病気をする前のQOLを上回る結果を得ることさえある、ということを一九八〇年代半ばからいい始めました。

それで、まず「客観的QOL」と「主観的QOL」に分けて議論しました。客観的QOLは、「生物レベル（生命の質）」、「個人レベル（生活の質）」、「社会レベル（人生の質）」に三つに分けられる。これらは一人の人間の「生」のさまざまな側面であって、お互いに緊密に関連しあっています（これは三つのレベルで「人が生きること」のプラス面を総合的にとらえようということで、ICFの一歩手前まで来ていたのです）。主観的QOLとは、実存レベルのQOL、体験としての人生の質です。

普通、QOLというと主観的QOLのことばかり考えがちですが、客観的QOL、特に人生の質を高めることと主観的QOLの両者を最高レベルに高めることが、リハビリテーション医学の究極の目標である、というのが当時私が主張したことです。「『目標指向アプローチ』に立った『活動向上プログラム』」づくりを推進していたのも、そうした考えが根底にあってのことです。

三井◉言い換えるなら、QOLという言葉をそのように整理されたのは、リハビリテーション医学を現実的に効果あるものとするためなのですね。

ところで、先生の構想するトータルリハビリテーションは、リハビリテーション医学だけでなく、教育、職業、社会的なさまざまな領域で同時になされるものです。そうすると、先生のいうＱＯＬは主にリハビリテーション医学で用いられるものであり、また他の領域であれば異なる言葉や異なる定義づけが用いられることになるのでしょうか。

上田◉いや、障害者児教育、職業リハ、社会リハのすべてにおいてＱＯＬ向上を目的とすべきだと考えていました。しかし、当時私がＱＯＬという概念を使ったのはＩＣＦ（とその中心概念である生活機能）以前だからであって、ＩＣＦができた以上は誤解をまねきやすいＱＯＬという概念は使うべきではないと思っています。

三井◉「誤解をまねきやすい」とはどういう意味ですか？

上田◉ＱＯＬというのは主観的なものをいうのだと考えられてきました。私が「客観的ＱＯＬ」「主観的ＱＯＬ」という概念を使ったのは、ＩＣＩＤＨのマイナス面だけを見る見方に限界を感じ、プラス面を中心に見るようにしたいと願ったからです。「人が生きる」ことを正しくとらえようとすれば、プラス面もマイナス面も、主観的な面も客観的な面も、全部総合的にとらえなければなりません。現段階ではＩＣＦがいちばんそれに近いところに来ています。ＱＯＬは主観的なものだけで客観的なものを含まないと考えられがちですので、もはや役割を終えたと考えているのです。

インフォームド・コンセントから
インフォームド・コオペレーションへ

自己決定権を尊重するためには

三井◉さて、ここでまた『リハビリテーションを考える』に話が戻りますが、先生は「自己決定権」と「自己決定能力」の違いについて触れていらっしゃいます。ただこれは、よくあるような、重い知的障害の人には「自己決定能力がない」というような議論とは、全く異なる議論です。たとえばこの本には、「リハビリテーション（全人間的復権）の対象者には、重度の、自己決定権にすら制限のある障害者も当然含まれる。むしろこれらの人々こそ、最大限の『人間らしく生きる権利の制限・喪失』状態にあり、もっともリハビリテーションを必要としているとさえいわなければならないのである」(p.35) とあります。ここからすると、「自己決定能力」がある人とない人がいる、という話をしているわけではない。だとしたら、「自己決定権と自己決定能力は違う」という言い方には、どのような意味を込めていらっしゃるのでしょうか。

上田◉「自己決定権と自己決定能力とは違う」と書いたのはレトリックで、私の真意は「自己決定権を尊重するためには自己決定能力を高めなければならない」ということでした。たとえば、「障害者権利条約」がありますね。二〇〇六年一二月に国連総会で採択され、日本は二〇〇七年九月に署名した（批准は非常に遅れ、二〇一四年二月であった）のですが、それを論じた時（二〇一〇）に権利条約を分析して、改めて「権利の構造」ということを考えました。条約には前置きがいろいろあり、具体的な権利の話に入る前に原則として基本的な権利が七つ挙げられています。一番目に挙げられているのが、自己決定権なのです。実際には「自己決定権」という言葉は使われていませんが、内容的にはそういうことです。障害者の権利の構造、いや人間の権利の構造といってもいいと思いますが、そのもっとも大事なものが自己決定権であるという国際的なコンセンサスがあるのですね。

三井◉さまざまな権利があるけれども、総論的な権利は自己決定権である、と。

上田◉そうです。昔から、自己決定権というものは重要だといわれてきました。「社会モデル」、「障害学」の立場からいえば自己決定権はほぼ絶対的なものとして扱われていますが、私はかなり前からある程度の疑問を感じていました。他の権利、たとえば教育を受ける権利や正常な社会生活を営む権利などは、国や社会が認めれば成立しますが、自己決定権はいちばん基本的な権利であるだけに、自己決定能力によって支えられていなければ、本人にとってそれが害をなすような形にもなりうる危険性を持っています。だから、まずは自己決定能力を高めることが重要で、それをしないと、自己決定権を一〇〇%尊重することはできないのではないかと思います。

三井◉具体的には、たとえばどのようなことが考えられるでしょうか。

上田◉いちばん極端な例は、自殺です。自殺をしようとしている人を見たら、誰でも止めますよね。「自殺はその人の自己決定権に基づくものだから、それを止める権利は誰にもない」という論は成り立ちません。自殺を図るということは、自殺せざるを得ない状態にまで追い詰められたということで、正常な状態の自己決定とはいえないのだから、まず止めなくてはならない。そしてその上でそのような状況自体の解消の援助をするのです。あるいは、一時的に混乱状態に陥り自分で点滴の針を抜いてしまう、栄養の管を鼻から抜いてしまうという時、それは明らかにその人が自分自身に害を与える行為ですから、周囲は「抜いてはダメだ」と止めますね。また喧嘩して相手を傷つけそうになったら、犯罪者にならないように止めるのは当然です。つまり、そういった自傷あるいは他害の行為は自己決定権のうちに入らないという制限があるわけです。

三井◉私も「自己決定権がすべてである」という言い方は不適切だと思っています。知的障害の人の支援に関わっていると、「自分で決めなさいよ」というのが、時に支援者の無責任さや自分の都合の押しつけでしかないということを、思い知らされるからです。

上田◉医療の場面というのは、言い方は悪いですが専門家と素人が相対するところです。たとえば、患者さんがある病気になった時、その病気についてあるいは人体の構造や機能一般について、我々専門家が持っている知識と、患者さんが持っている知識とでは圧倒的な差がありますね。ですから、我々がいくら説明しても本当には理解してもらえない部分が当然ある。その上で、治療法に関することや、生活上でどのような注意が必要かなどといったことを患者さんに伝えます。治療を引き受けた限りは、患者さんが少しでもよくなるよう最善の努力を尽くす義務がありますから。医学的に見て、またその患者さんの生活から考えてもいちばんいいアドバイスができるように努力する。その時患者さんに「いや、自分は○○はいやだ」と自己決定権を振りかざされたら、本当によい支援はできないわけです。ここが非常に難しいところです。

患者さんのことを考えれば考えるほど、「××してはいけません。○○すべきです」と言いがちです。しかし、それは命令であって説得ではない。こちらの本心としては、その命令を患者さんに進んで受けて入れてもらいたいわけですが、それには双方の間に信頼が必要でしょう。

医学的な専門家と生活の専門家

上田◉専門家のほうにも、問題があると思います。専門家は患者さんの「体の病気の専門家」ではあるけれど、その人の「生活の専門家」ではありません。患者さんは、患者さん自身の生活の専門家であり、その人の生活と人生（ＩＣＦ的にいえば、「活動」と「参加」、それに「環境因子」の身近な部分〈家族や家屋や地域や職場など〉、さらに「個人因子」のすべて）は本人と家族がいちばんよく知っている。つまり、患者さんの体に関して、病気（ＩＣＦでは「健康状態」）とそれによって起こる「機能障害」に関しての専門家は我々医者であるけれど、患者さんの生活と人生については患者さんが専門家なのです。

この「患者さんの生活や人生が大事である」という認識は、リハビリテーション医学に限らず一般の医療においても非常に重要だと私は思っています。ただ、そのためには医者は、「患者さんの生活や人生について自分は素人なのだから、患者さんから学ばなければいけない」という気持ちにならなくてはいけない。これは頭ではわかっていても、非常に難しいところです。

三井◉部分的な領域の専門家でしかないとわきまえた上で障害をもつ本人に対峙するわけですね。専門家として助言あるいは説得するにはどういう心構えが必要なのか、本人にどこまで影響を与えるべきか、ということについてはどうお考えですか？

上田◉それは、病気にもよりますね。リハビリテーション医学の例でいえば、脳卒中で右半身や左半身が麻痺した場合を考えてみましょう。右半身麻痺なら失語症が約一〇％の割合で起こります。左半身麻痺なら高次脳機能障害が起こりやすい。失語症は目立つからわかりやすく、それを治してほしい、治そうという気持ちに本人も家族もなりますよね。一方、高次機能障害は目立たないので、かえって後でとんでもない失敗をしかねない。いったん脳に損傷が起こってしまいますと、ある程度症状が軽くなることはありますが、完全によくなることは極めてまれです。ですから、患者さんやご家族が治してほしい、治したいと思っても、こちらとしては「はい、わかりました」とはいえません。

けれども、少なくともリハビリテーション医学の専門家は、患者さんの麻痺が、確率としてどういうコースをたどるか、またＡＤＬを始めとする「活動」がどこまで回復するのかということを、「できる」ことを強調して伝える必要があります。脳卒中の場合に麻痺自体はよくならないとしても、麻痺が起きていないほうの足があれば、杖などを使いながら、足を少し引きずりながらも歩くことができる。自動車も片手で運転できる。電車にも乗れますから、勤め先が受け入れてくれればデスクワークなら職場復帰ができる。脊髄損傷などで両足が全く麻痺してしまっても、両手の力を鍛えれば車椅子で移動できるし、力が弱ければ電動車椅子もあります。

脳卒中であれば、右利きの人が右手に麻痺が起きた場合、多くの人は「右手が動くように治してください」といいますが、実は左手を訓練すれば三カ月ほどできれいな字が書けるようになる。そういう例を示しながら、起きてしまった麻痺はよくならないとしても、活動や参加を回復する手立てはいろいろあることを患者さんに伝えていくことが大事です。

リハビリテーション医学は、障害というマイナスを極力減らすことだと考えられがちですが、むしろ機能や能力を発展させること、プラスを増やすことなのだということを、丁寧に説明して伝えることがリハビリテーション医学の専門家としての務めでしょう。

患者さんの話を聴く、とは

猪飼◉その時に患者さんが「いや、私はこうしたい」と拒絶するような場面もあるのではないでしょうか。

上田◉私に限っていえば、実際の臨床を離れて二〇年以上にもなるからかもしれませんが、現役時代を振り返って、そういう経験はありません。私が臨床をしていた当時は、患者さんが専門家にそういうことをいえる時代ではなかったのかもしれません。患者さんからはっきりいってもらったほうが、やりやすかった面もあったのかなとは思います。

猪飼◉患者さんが「自分のことは自分で決める」と強く主張して専門家のアドバイスを受け入れない場合、今であれば、先生はどのような立場をお取りになりますか?

上田◉説得します。ただし、その大前提として、生活と人生については患者さんが専門家なので、その話をよく聴きます。「聞く」のではなく「聴く」。患者さんに「何のためにそんなことまで聞くのか」といわれたら、「リハビリテーションの方針を立てるためにはあなたの生活と人生を知る必要がありますから教えてください」といって聴いていました。

三井◉話を聴く上で特に気をつけておられたことはありますか。

上田◉まず、職業から聴いていました。職業がわかればどういうことが必要かが大体わかりますし、その人の価値観もわかる。大概の人は自分の職業にプライドを持っていますから、その人と話をしていく上で大事なポイントがわかります。ただ、プライドがありすぎるために「医者などにわかるものか」と思って、「職業は何ですか?」と尋ねても「いや、大したことはやってません」などといって、なかなか話してくれないことも多いのです。問診票に「会社員」とまでは書いても、その内容までは教えてくれない。

ある時、「会社員」とだけ答える患者さんに、どういう仕事をしているのか尋ねると「北海道の田舎をまわって建物を建てていました」という。「建築家ですか?」というと「建築家ではない。機械屋です」という。そこで、もう少し食い下がって「どういう建物を建てているんですか?」と尋ねると、「サイロの設計をやっている」と。そこで、「そうですか、あなたはエンジニアなんですね」といったところ、その人はすごく喜んで、「この病気になってから、私のことをエンジニアと呼んでくれたのはあなたが初めてだ」といってくれたのです。

そこからは、こちらの質問に対して何でも答えてくれて、コミュニケーションがスムーズに進みました。患者さんから話を聞き出すには、聴く姿勢、つまりその人を理解しようとする真剣な姿勢が大事なのです。

三井◉ただ話を聴くというより、その人が何にプライドを持ち、何に努力して生きてこられたのか、そこに敬意を示す姿勢が大切だということですね。インフォームド・コンセントというのは、片方が専門家でもう片方が素人で、その間に情報の非対称性があるので専門家は素人にわかるように教えなさいというルールだと思うのですが、それは今、先生が話されたこととは相当違うというか、逆方向のような気がします。

上田◉いえ、「専門家は素人にもわかるように教えるべきだ」ということも含んでいます。ただその前提として患者さんの生活と人生を正確に把握することが不可欠だということです。今、お話したような職業の話から、患者さんの生活や社会的な意味における人生を理解する。それが第一段階であって、そこを踏まえた上で今の体の状況、それを解決する方向を説明し、今度は患者さんに、リハビリテーションの専門家としての話を聴いてもらう。相手を理解するということがないと、リハビリテーションのプログラムはつくれません。そうやって患者さんのためになるプログラムがつくれたら、それを受け入れてもらう時には患者さんに、こちらの専門性を尊重してもらいたい。あなたはあなた自身の人生と生活の専門家、こちらはリハビリテーション医学の専門家。専門家と専門家で、お互いに尊重しあいましょう、ということです。

必要なのは〝らせん状〟の協力

猪飼◉それは、専門家同士が互いの意見を出し合うという、ある種、静的なプロセスなのか、それとも互いの意見がらせん的に何度も何度も積み重なっていくイメージでしょうか。

上田◉らせん状、そのとおりです。私は、重要なのはインフォームド・コンセントではなくて「インフォームド・コオペレーション」、つまり持続的な協力だといっているのですが、それはまさに、らせん状のイメージです。リハビリテーション医学に必要なのは、時間と協力です。その場合の「インフォームド」というのは、病気や障害の状態や治療プログラムについて患者さんが我々専門家の説明を聞くというだけでなく、我々が患者さんの生活・人生について話を聴くことも含む双方向的なものなのです。リハビリテーション医学の効果を上げるためには、患者さんの状態をよく理解する必要がある。もし体を完全に治すことができるなら、リハビリテーション医学なんて、難しいことではありません。しかし、体をなかなかなか治せない。治せないけれど、人間らしく生活できるようにする方法はいろいろありますし、職業能力だってつけることができる。そのためにも、両者で協力していきましょう、ということです。

三井◉インフォームド・コンセントのように一時的なものというより、時間の経過を含めた概念として、インフォームド・コオペレーションという言葉を用いておられるのですね。

上田◉そうです。脳卒中による右片麻痺のケースでいえば、患者さんが「右手を治してほしい」と望むのは当然のことです。しかし手指の回復はとても難しい。それを知りながら専門家が「患者の希望に添うことが大事だから」と、他の効果的な方法、たとえば左手で書いたり、パソコン入力をしたりするのを練習する、などといった方法を講ずることなく、ただただ右手の機能回復訓練を続けるというのは、どうなのか。貴重な時間を無駄にするだけです。それは患者さんもご家族も、決して本当には望んではいないことでしょう。患者さんやご家族の自己決定権を本当の意味で尊重するならば、こちらの専門性を深め、「この患者さんに可能な、最大限の「参加」の向上（最高の「人間らしく生きる」状況）を図るためには何をなすべきか」を明らかにし、それに対する理解と協力を患者さんに求めることが重要である、というのが私の考え方です。

リハビリテーション医学を含む医療の過程全体が、我々医療チームと患者さん、ご家族の持続的な、らせん状の協力関係として遂行されていく。それが患者さんの自己決定能力を高めることになり、そうなって初めて患者さんの自己決定権を最大限に尊重することが可能になると思います。それは、専門家の専門性の最高度の発揮と両立することですね。

三井◉最終的には、リハビリテーション医学それ自体が、患者さんの自己決定能力を高めるのだと考えていいでしょうか。

上田◉そのとおりです。ただ、自己決定能力が低いといっても、知的に落ちているということではなく、自分で決定するには知識や判断能力が不十分なのですね。それは当然です。患者さんはそれまで体験したことのない状況に置かれているからです。そんな病気が世の中にあるのかと、聞いたこともないような病気になったりもする。その病気について、今はインターネットで調べれば情報は得られますが、情報が多すぎて自分がどのケースに当てはまるのかわからない。これが、自己決定能力が不十分である、ということです。どんなに知的能力が高い人であっても、自分のはかり知れないようなことが自分の体に起こったら、そういう状態になるわけです。

障害を持って、しかしよりよく生きていく生き方を患者さんなりに学んでいく。それを我々専門家が支援する。その生き方のレベルには、「活動」のレベルと「参加」のレベルとがあります。具体的にどう進めるのかといえば、①我々専門家がリハビリテーションによって実現可能と考える複数の選択肢（それぞれ「参加」とそれを支える「活動」とがセットになっている）を提示する。②それを患者さんに、よく考えた上で選んでいただく、ということです。この「専門家による実現可能な複数の選択肢の提示と、当事者による熟慮の上の選択」というのが「インフォームド・コオペレーション」の基本です。

三井◉だとすると、本人の自己決定能力が高まるというのは、専門家とらせん状に協力し合う過程で生まれる、あくまでも「結果」だと思っていていいでしょうか。独力で成し遂げるものというより、周囲との関わりで育むようなものだと。

上田◉そうです。患者さんの自己決定能力を高めることは、それもまたリハビリテーションの目的ではありますが、あくまでも結果です。患者さんが誤った自己決定をしないよう支援しながら、自己決定能力の足りないところを補いつつ、ということを繰り返すことによって、最終的に患者さんの自己決定能力が高まっていく。そうなれば、もうリハビリテーションに通わなくてもいいですよ、もう自分で社会生活ができます、もし何か困ったことがあったらいつでも相談に来てください、という状況になって、リハビリテーションは終了、となるわけです。

リハビリテーション医学の主体は本人

猪飼◉患者さんは「先生におまかせします」といったからといって、本当に自分で何も考えていない、何も希望していないわけではないような気がします。

上田◉そう、任せているわけではないのですよね。自分の考えや真の希望を言葉で表現できないだけです。

猪飼◉表現できない場合も、それは言葉にできないだけではなくて、自覚的ではない可能性もあると思うのです。そういう患者さんを前にした時、先生はどのようにしてこられたのでしょうか。

上田◉私は、リハビリテーション医学の半分は教育だと思っているのです。患者さんに、障害を持ちながらもよりよく生きていく生き方を自分なりに学んでもらうものだと。その生き方には、「活動」のレベルと「参加」のレベルの二つがあります。前者は、ADLに加えて片手での自動車の運転だとか、またたとえば仕事の上でフォークリフトの運転が必要であればフォークリフトの機械の扱い方まで片手でできないか、などの工夫が含まれます。後者（参加）については、社会復帰をする時にどういう職業に戻るのか、戻れないとしたら他にどんな職業に就くのかといった目標が、とても大事なのです。後者は、元の職場に戻れる状況でないならそれに近い、今までの経験を活かせる職業に就く。あるいは、頭を切り替えて、全く別の職業に就く。そのようにして、とにかく社会に出て活動する、最大限社会に参加するという目標がとても大事なのです。それがなければ、リハビリテーション医学なんてとてもできません。

猪飼◉教育というと、子どもに対する教育の場合には、自己決定権を抑制する側面があるような気がします。社会人教育というような意味での教育は、当事者の意欲を前提として学んでいくということを意味しますが、今おっしゃった教育は、後者でよろしいですか？

上田◉社会人教育、まさにそうですね。いろいろなことを学んでもらい、その中で考え方まで学んでもらうという、その意味での教育です。普通の医者は患者さんに対して「手術をするか、薬で治すか」という選択を迫るのかもしれませんが、リハビリテーション医学はそうではなくて、患者さんに「こういうこともあります。ああいうこともあります」とできる限り多くの選択肢を教えて、学んでもらい、考えてもらう。その上でどうするか、一つを選んで自己決定してもらう。主体はあくまでも患者さん本人です。

リハビリテーション医学は、本人が主体になってやってもらわないと効果が上がりません。他の病気は本人が治療方針（たとえば手術）に賛成だけしてくれればいいともいえるのですね。最低限本人に要求されるのは、怖がらずに手術を受けること、食事のルールを守ること、服薬をちゃんとすることぐらいです。病気にもよりますが、大体はそれほど難しいことではありません。けれど、リハビリテーション医学は、自分で歩く気になって歩いてもらわなければ歩く訓練はできないわけです。手取り足取りこちらが歩かせても歩けるようにはなりません。すべて本人にやってもらわないと意味がないのです。

障害の受容

高校三年生の女性のケース

三井◉先生は、リハビリテーションにおけるキーコンセプトの一つに「障害の受容」があるとおっしゃっています。これについて少し詳しく聞かせていただけますか?

上田◉一つの例をお話しましょう。(以下は、編集部がまとめた概略)

高校三年生の女性が、地下鉄でホームから落ち、轢かれた。幸い命は助かり、脳外傷で左半身に麻痺が生じたもののかなり回復した。母親が「温泉病院でリハビリテーションを続けるべきか」と東大病院の上田医師のところに相談に来た。麻痺はずいぶん軽くなっていた。これなら温泉病院に行く必要はないと判断し、外来で東大に通ってもらうことにした。脳機能に関するテストをしたところ、言語には問題ないが、空間認知に問題があったので、空間認知の訓練と空間認知に関係の深い計算の訓練を始めた。計算能力は小学六年生くらいのレベルだった。三、四カ月訓練を続けて、手足はよくなったが、計算能力はわずかしかよくならなかった。

そこで、高校三年生を最初からやり直すことにした。彼女は大学進学をあきらめ、茶道・華道を学ぶ二年制の学校へ進学した。卒業後は普通の会社に就職したが、すぐに解雇され、再就職してもまた間もなく解雇ということが十数回に及んだ。母親は、見かねて、もう働くことはあきらめるようにいってほしいと上田医師に相談した。

本人に詳しく話を聞くと、「タバコ屋に勤めていた時、タバコを一箱売ってお釣りを渡す計算はできるが、一日の締めに、タバコが何箱売れたのかとか、在庫の確認や補充計画を立てることができませんでした」「キーボードのキーの位置がどうしても覚えられず、毎回探すので、全く能率が上がらないのです」という。上田医師は彼女に「あなたの問題は〝視覚的認知の障害〟です。しかし話すこと、文字を読むことは大丈夫なのだから、その能力を最大限使いなさい。先輩や上司に仕事を教えてもらう時には、その内容を書いてもらいなさい。それが無理なら、教わったことを自分で書いて、それを暗記しなさい」とアドバイスした。彼女はまじめにそのとおりやり、半年くらい仕事が続いたが、結局は「流れについていけない」と解雇された。

その時の彼女は、ガッカリはしたが「私はやっと、障害者の自覚ができました。今まで仕事をすぐクビになるのは、病気のせいではなくて自分の努力が足りないのだと思っていたけれど、やっぱり障害のせいだったんですね」と上田医師にいった。彼女は、障害者手帳を取得して障害者雇用枠で就職するという方法について（上田医師に説明を聞いてはいたが）ずっと抵抗してきていたが「障害者手帳を申請するから診断書を書いてほしい」とついに頼んだ。それで、政府系の団体に就職することができた。

猪飼◉「障害者としての自覚ができた」。その言葉をどう受け止められましたか？

上田◉その時は「面白いことをいうな」と思いましたが、今思えば「障害の受容」だったのですね。障害の受容とは「あきらめる」ことではないのです。障害を持っている本人が、自分は障害者だと認めることを拒否していたのが認めてもいいという気持ちになるということです。彼女のケースは、まさにそうなのですよ。

三井◉自分が障害者であることを認めるというのは、この場合どういうことを意味するのでしょうか。何ができて何ができないのか、区分けができたということでしょうか？

上田◉障害というと、多くの人は「自分の人間性がすべて否定される」と思いがちです。障害を持っている人に対して人間性を全否定するような偏見を持っている人もいます。しかし、そうではないのです。彼女の場合、言葉の能力が高いというプラス面が自分にはあるということを、何度も指摘したし、自分でも理解したのですね。大切なのは、プラス面を実現する、あるいは実現する見込みがちゃんとできたということです。「プラス面の実現の見通しが立つ」ということが「障害の受容」の条件ですが、彼女はまさにその意味で障害を受容したわけです。以前は、障害者手帳を取って障害者雇用というルートに乗る方法もあることを私が説明しても拒否していました。「障害者」というレッテルを貼られることを拒否していたわけです。しかし、自分にはマイナス面はあるけれどプラス面もあるとはっきり自覚して、プラス面を活かせば働いて収入を得ることができるということを理解してくれたのです。

三井◉障害があるということで、自分で自分の全人格を否定するのではなく、障害はあるけれど自分は十分生きていく力があるのだということを確認した、ということでしょうか。実は、私が受け持っている学生に発達障害と診断された人がいて、カウンセラーに「あなたこの能力は低いけど、この能力は高い。だからそこをがんばればいい」といわれたらしいのですが、その学生の頭に残ったのは「低い」といわれた能力のほうで、「自分はダメなんだ」と思っているのです。カウンセラーはその学生のプラス面を強調したつもりなのに、本人にそのことが実感として根づいていかない。この時、単にプラス面を説明するというだけでは受容につながらないと思いました。もう少し、今後の生活や人生の道筋みたいなものがイメージできること、そしてそれができるだけの時間的余裕が重要なのではないかと思うのですが、いかがでしょうか。

上田◉同じ「説明する」といっても、その仕方が大事なのだと思います。(私の事例の)彼女の場合にうまくいったのは、私が繰り返しプラス面(言語能力)をどう活用するかを具体的(文章化して暗記する、など)に教えていたこと、またその能力を活かして現実に就職を実現したことだったのではないかと思います。ただ、残念なのはその後、彼女がどういう人生を送ったのかがわからないことです。幸せになってくれていたらいいのですが。(上田追記:その後、初診後四〇年ぶりに、五八歳の彼女と再会でき、元気で同じ団体に勤め続け、永年勤続の表彰も受け、長年臨時職員扱いだったが、数年前に正規職員になったことを知りました。余暇にはコーラス会に参加したり充実した生活を送っているようです。

当時の私の判断が誤りではなく、正しかったことを確認でき、大変うれしく思いました）

三井◉先生の障害受容論については批判もなされました。たとえば南雲直二さん（『障害受容――意味論からの問い』荘道社）、田島明子さん（『障害受容再考――「障害受容」から「障害との自由」へ』三輪書店）などがあります。私自身は、これらの批判は批判として成立していない、上田先生の議論の外には出ていないと思っています。ただ、これらの著者が何にこだわったのかは少しわかる気がします。おそらく、皆に共通するゴールや目標として受容をとらえてしまうと、その障害者固有の思いや苦しみが損なわれてしまう、と考えたのだと思います。もちろん、どのような状態に到達するのかは、ある程度共通するのだとは思います。けれども、人の思いや苦しみはその人固有のものですから、「受容」の共通性を前提にしてしまうと、その固有性を損なうと考えたのではないかと思います。

猪飼◉それだとゴールを設定すること自体がいけないように聞こえます。それに、上田先生のおっしゃる受容というのは、ものすごく広い概念ではないでしょうか。型にはまったゴールのようなものではない。

上田◉広くはありません。極めてはっきりしているイメージです。それと、「ゴール」ではありません。受容を目標にすることは絶対にありえない。結果です。

三井・猪飼◉なるほど。結果なのですね。

上田◉その結果に敏感であれということです。大事なことですから。そういう結果が生まれたということは、目標としてやったわけではない、目標は社会的な「参加」です。その人の仕事であるとか、家族生活であるとか、人間関係とか社会的な役割とか、そういうことの中で一定の前進が見られた、達成されたということが、目標にしうることであって、成果でもある。障害の受容というのは、そういう社会的な「参加」のありようを条件として、生まれる時は自然に生まれる。結果です。目標は参加レベルの状況をその人にとってもっとも望ましい状態にすることです。

私は一九八〇年に「総合リハビリテーション」誌に、「障害の受容」という論文を発表しました。それは①「障害の受容とは何か？」という定義、②それに到る諸段階（各段階に応じて、支援者が取るべき態度・してはならない対応が大きく違うため重要）を書き、加えて「本人が障害を受容するためには、まず社会（なかでもまずスタッフと家族）がその障害者を受容しなければならない」と書いています。さらにその3年後に『リハビリテーションを考える──障害者の全人間的復権』という本を書き、第3章「障害者の心の世界」において、南雲氏のいう「社会受容」の重要性についても詳しく述べました。ですから、私に対する「障害の受容」論批判は当てはまらないと思います。＊

障害個性論との関係

猪飼◉障害のとらえ方として、障害は個性にすぎないとする「障害個性論」がありますね。これに関しては、どう思われますか？

上田◉障害が個性だとするならば、社会が手を伸ばして援助する必要はなくなるのではないかと私

＊「障害の受容」に関しては「リハビリテーション医学」誌（日本リハビリテーション医学会機関誌）2020年57巻10月号の、上田 敏「障害の受容再論」で詳しく述べている。

は思います。医療の必要もなくなるのではないでしょうか。医療を含めた支援を必要としている「生きることの困難」な状態を我々は「障害」といっているのではないでしょうか。個性でもあるかもしれないけれど、個性という言葉だけではくくれないでしょう。

三井◉同じ状態があったとしても、環境によって、「障害」と呼べる場合もあるし、「個性」だといっていい場合もありえるということでもありますか？

上田◉別に障害と名前がつかなくても、得意・不得意はみんなあるわけですから。大学の先生には発達障害者の率が高いといわれていますが、発達障害者には向いている仕事でしょうからね。おさまるところにおさまって生きられるのであれば、それでいいわけです。

猪飼◉支援が必要な場合というのは、環境的に決まるのですか？ それとも本質的に？

上田◉環境は大いに影響します。農村で暮らしている障害者と都会で暮らす障害者では、ずいぶん違います。また、家族がいる障害者といない障害者でも違う。家族がいて、朝、声をかけて起こしてくれるだけで、他からの支援は必要ないケースもあるわけです。しかし、一人で暮らすとなったら朝起きられなくて、学校にも会社にも遅刻してしまう。特に高次脳機能障害では、そういうことが起こりうるわけです。要は、脳なり体なりの障害と環境の掛け合わせですね。ですから、適する環境、適さない環境というのは大いにあると思います。

社会モデルとの関係

三井◉環境が変われば障害のとらえ方も変わるというのは、「社会モデル」の考え方によく似ています。

上田◉私は自分の立場を「統合モデル」といっています。障害をめぐっては、社会環境は当然影響します。その意味で、私の考え方を「社会モデル」的だといわれても構いませんが、「社会」だけを考えているわけではありません。心身機能と活動のレベルも入れて三つのレベルにきちんと分け、さらにそれらに影響する三因子（健康状態、環境因子、個人因子）をとらえ、その上でそれらの間の相互関係を考えるのです。その中にすべて、プラス面とマイナス面があるのですから。

猪飼◉たとえば目の前にいる患者さんが持つ障害が、社会の差別と結びついている。その障害が患者さんに苦しみを生み出しているとします。「社会問題なのだから、社会を変えるべきだ」という答えになるかというと、そうではないはずですよね。当事者の方にとって、自分は今の苦しみを取り除きたいと思っている。その目的に照らしてみれば、自分の考え方を変えたほうが早い場合があるかもしれない。あるいは、外見的な方法で何かを変えることができるのであれば、そのほうが当事者にとって利益になるという考え方もありえると思うのです。「社会モデル」というのは、このような場合を自分たちの実践のアイデアの中に組み込んでいないように見えます。そうだとすると、実践的な観点からしても「統合モデル」的に考えるのが自然だと私は考えていますが、先生はどのようにお感じになりますか？

上田◉解決のタイムスパンを考える必要があります。社会を変えなくてはいけないというのはロングスパンでは正しいと思うのです。しかし明日社会が変わるわけではない、ということですね。目の前の人は今、困っていて、家族もみんな困っている。だから、明日ではないけれど、とにかく近いうちに、一週間か、せめて一カ月くらいの間に何とか解決したい。そのために私のところに相談に来られた時、私が「社会を変えましょう」といっても、それは空っぽな言葉で何の役にも立たない。そうではなくて、目の前の患者さんの当面の苦しみを、すべてなくすことはできなくても、ショートスパンで少しでも減らす。それが臨床家のなすべきことなのです。そして家族の考え方を変える。それだけで、ガラッと変わることもあるのです。

たとえば、こんなケースがありました。高次脳機能障害で、奥さんに対して暴言を吐き、暴力の一歩手前まで行く人がいました。その人とよく話してみると、実は彼の心の中には自分が障害を持って働けなくなったことに対する激しい怒りがうずまいているのだということがわかりました。働いて金を稼ぐというのがその人の価値観であり、誇りだったけれど、それができなくなった。絶望感と激しい怒りがある。その怒りを誰かにぶつけないと気がすまない。目の前にいてぶつけやすい奥さんと娘さんに激しくぶつける。当然、奥さんも怒りで返します。また奥さんの話によれば、家ではそうやって怒り狂っているのだけれど、ショートステイの施設では施設の人に対して悪口はいうけれども奥さんに対するほどではないらしいのです。それで私は奥さんに「ご主人の根本には、働けなくなったことに対する怒りがうずまいているのです。その怒りを奥さんに激しくぶつけるというのは、むしろ奥さんに甘えているのです」と説明しました。
そこで奥さんは初めて「そうなのか。本人はそんなにつらかったのか」ということがわかったのですね。それで奥さんがガラリと変わり、夫の悪口を受け流すようになった。自然にそういう気持ちになったそうです。三週間後、奥さんからのメールにこんなことが書いてありました。夫が相変わらず「こんなのと結婚して損をした」といってきたが、自分は「本当だね。もっと若くてきれいな人だとよかったね、ごめんね」と返したそうです。「奥さんは立派だなあ」と感心しました。それからは本人も、悪口をいうことはいうけれど、程度がずいぶん軽くなったということです。当然ですよね。

猪飼◉当事者やその家族に考え方を変えさせるというのは「責任を当事者に押しつけている」のだと理解する人もいると思いますが。

上田◉責任は専門家である私にある、と思っています。臨床の場で解決するのは私の責任です。仕事ですから。解決ができなければ私の失敗。専門家とは、そういうものです。

三井◉「社会モデル」に依拠する人たちの中でも家父長制に批判的な人たちからすると、高次脳機能障害の夫たちは奥さんたちがしっかりすれば、皆暮らしやすくなるというのか、それは奥さんに責任を押しつけていることになることに他ならない、という言い方もあるかもしれません。しかし、たぶん先生の発想はそうではないですよね。どうすれば治まるか、というより前に、まず何が問題か、ということから考えるといいますか……。

上田◉この方の場合、お会いする前には全く自信はありませんでした。「私は精神科医ではない。暴言・暴行の患者は診たこともない。当たってくだけるだけだ」と思っていました。「この人の根本には絶望感と怒りがあるんだな」ということは、じっくり話をするうちにわかってきたことです。いろいろと話を聞いた後に「これから何かしたいと思うことはありませんか?」と聞いたら、表情が急に厳しくなって、「そんなものはありません。生きていたってしょうがないんです。死んだほうがいいんです」といわれた。一瞬こちらも返す言葉がありませんでした。「ああ、この人の中にあるのは絶望感なのだな」と、やっと理解できました。最初は彼が絶望感を抱いているなんて思いもよらなかったけれど、何が出てくるかがわからないから臨床は面白い、とつくづく思いました。このことに関連して「社会を変える」ことに関して私に何かできることがあるとすれば、私があちこちで「障害を持ってから、奥さんに悪口雑言するようになった場合は、本人が絶望に苛まれている場合が多いのではないかと思う」と話すことで、障害者の家族や一般社会の認識を少しでも変え、本人に対する理解をわずかでも深めることではないかと思います。本人の気持ちを理解せずに何かしても、何も解決しません。

三井◉ところで、私は「社会モデル」は単に、障害の原因を社会に求める、というものではなかったのではないか、と考えています。支援する側と障害を持つ当事者との関係を、それまでの発想とは大きく異なるものにしたのではないかと思います。障害を持った人は、いつも人に助けてもらう側になりがちです、それゆえ孤独感、劣等感があり、怒りもある。でも「社会を変える」というと、支援する人は障害者を助ける人ではなくて「仲間」になる。特に日常生活の介助をする人は、生活もともにしますから、いわばともに生き、ともに戦う「仲間」になるわけです。そこに多くの障害者やそれ以外の人たちを惹きつけた魅力があるのではないか。つまり、障害者と周囲との関係性が変わることが大きいのかなあと思うのですが、先生はどう思われますか?

上田◉私は患者さんや家族と接する時は専門家として接して、持っている知識や経験で援助するのが私の責任だと思っています。その意味では、患者さんとは「仲間」ではない。あくまでも「支援する専門職」(helping profession)です。しかし、リハビリテーションは人間らしく生きる権利の回復ですから、人間としては平等で、その意味では仲間です。私は専門的な知識と経験を持っていて、それで患者さんの問題を解決しようとしているわけだから、むしろ「奉仕している」といってもいいかもしれない。上下の関係では全くないのです。自分の知識や経験で役に立とうとしているのであって、言うなれば「横の関係」です。

三井◉そもそも、上田先生のいうトータルリハビリテーションは、非常に多くの領域に広がるもので、リハビリテーション医学はその一部でしかありません。そして、教育や職業、あるいは社会的リハビリテーション、介護、ピアサポートなどの領域は、医学とはまた異なる原理で成り立っています。少なくとも、医学のように明確なエビデンスに基づいてなされるものというより、エビデンスなどわからない中でも手探りでやるしかないというところがあります。そう考えると、トータルリハビリテーションを考えるなら、異なる領域には異なるインフォームド・コオペレーションが必要なのかもしれません。「社会モデル」が示してきた、障害者と周りの人たちの関係性は、その一つなのではないでしょうか。この点については、上田先生の後を継ぐ私たちの課題でもありますね。

リハビリテーション医学の評価

猪飼◉最後に、今のリハビリテーションについての先生のお考えを聞かせてください。以前、先生が、リハビリテーションとリハビリテーション医学との関係について「絶望しているが、あきらめない」とおっしゃっていましたが……。

上田◉今のリハビリテーション医学は、量的に急激に発展しすぎて、広がりすぎてしまったと感じています。私の著書『リハビリテーションを考える』(一九八三)は、リハビリテーションというものが少しも普及していないことが悩みだ、ということから書き始めました。しかし今は全く逆で、広がりすぎてしまい、それによって質が低下している。しかも質が高かったものが下がっているのではなくて、質は初めから低くて、量の拡大に質の向上が伴っていないということです。

猪飼◉質というのは、どういう意味ですか?

上田◉全人間的復権に役立つかどうか、ということです。

猪飼◉メディカルな意味においてではなく？

上田◉全人間的復権というのは、医学的な技術により実現しますから、技術はもちろん大切です。私の著書『目で見るリハビリテーション医学』（初版一九六四、第二版一九九四）はその技術の集積です。しかし、その技術をうまく使うためのプログラミングがとても大事です。障害を持つ人、一人ひとりのプログラムが違うのであって、その人が本当に必要としているものに向けて技術を使うわけですから。

そもそも急激に広まってしまった大きな理由は、リハビリテーションを必要とする人が増えたことです。治療医学が進歩して、人はそう簡単には死ななくなったぶん、障害を持ったまま生き伸びる人が非常に増えてきた。そこで一九六三年のリハビリテーション医学元年・高齢者福祉元年以降、技術的には外国から学んできたりしてきたけれど、ニーズに押されて質がそれほど高まらないままどんどん拡大してしまったわけです。介護保険制度の導入でその傾向にさらに拍車がかかりました。

理学療法士や作業療法士のやっていることが正しいのかどうか、一般の人にはわかりません。しかも、健康保険制度で最初にたまたま診てもらった病院から紹介された先で、ほとんど一生、「リハビリ」という名の（人間らしく生きる権利の回復にはつながらない）「訓練」をする（私たちは「訓練人生」づくりと呼んで批判しています）というように、コースが決まっているわけです。

本当のリハビリテーション（全人間的復権）では、適切な「参加」の実現が最も重要な目標です。復職、転職、作業所などへの就労、ボランティアや趣味の活動、交友など人により異なりますが、何らかの社会的役割を演じることを実現する。目標が達成され、その状況に満足してもらえれば「障害の受容」に至る。それでリハビリテーションは完結するわけです。

ところがそうではなく、例えば「このマヒを治す」ための「訓練」を一生続けるのが「リハビリ」だと思われている。このように非常にレベルが低いまま、日本のリハビリテーションは量的に拡大しました。今は、たとえば脳卒中になったら初めの一カ月は病院で急性期リハビリテーションを受け、後の五カ月は回復期リハビリテーションを受ける。その先は医療ではなく、介護保険を使って介護施設に行ってやりなさいということに決まっています。しかし、介護保険になるとリハビリテーションのレベルがぐんと下がります。ほとんどがお遊びに近い「訓練人生」づくりになってしまうのです。その意味で、私はほとんど絶望しています。

ただ最近になって何人か、一生懸命やっている人が出てきているのです。全部が全部、ダメなわけではなくて、少しはよくなる芽があちこちに出ている。だから「あきらめない」といっています。もう一つ、大きなスケールで見れば、量が拡大しているということは、量が乏しい時に比べれば質が向上する一つの条件ではあるということです。量がずっと広がっていけば、ピラミッドと同じで、低いところは低いままだけれど、一部は高いところがありえるということです。

猪飼◉今のお話は、リハビリテーション全体についてのお話ですか？

上田◉医学的リハビリテーションについてです。医者のレベルも、まだまだ低い。だからほとんど絶望しているけれど、将来は今よりはよくなるだろうと思っています。

猪飼◉量が拡大する中で、レベルが上がらなかった理由は何だったのでしょう。

上田◉たぶん、リハビリテーション自体が難しいのです。にもかかわらず、その内実の難しさが理解されないまま、仕組みづくりばかりが先行しています。先ほどの脳卒中の話でも、以前は回復期のリハビリテーションは六カ月でした。それ以前はほとんど無制限でした。実は、そういう制限の基礎とされたデータは、我々が提供したものです。厚生労働省の「高齢者リハビリテーション研究会」報告書（二〇〇四）で、私たちが東大の関連病院で実施した高いレベルの「参加向上のための活動向上」を中心としたリハビリテーションを行えば六カ月でも目標に達します、というデータを出して、「皆こういうやり方でやってほしい」とアッピールしたつもりだったのです。

それが悪用されて「回復期のリハビリテーションは六カ月」というルールにされてしまった。しかも今はさらに五カ月に短縮された。五カ月で目標に達することなんて、リハビリテーションの技術がよほど高くなければ不可能です。さらに、気持ちの余裕も時間の余裕もかなり必要なのです。しかし、それでも不可能なことではない。悪用されてしまったけれども、そんな中でも一生懸命やろうという人に最近出会うこともあり、そうすると非常に救われた感じがします。

三井◉理学療法士、作業療法士、あるいはリハビリテーション医の人たちに言葉をかけるとしたら、どういうことをおっしゃりたいですか？

上田◉患者さんの人生の質（「活動」に支えられた「参加」）を高めることがリハビリテーションの任務なのだということを、本気で考えてください、努力してください、ということ。それだけです。一生懸命努力すれば必ず成果が上がるから、リハビリテーションは楽しいですよ、やめられませんよ、とお伝えしたいですね。

上田 敏（うえだ・さとし）

一九三二年福島県生まれ。一九五六年東京大学医学部卒。同附属病院沖中内科で内科学一般と神経内科学を研修。一九六〇年浴風会病院で高齢者のリハビリテーションを開始。一九六四年ニューヨーク大学リハビリテーション医学研究所留学。一九八四年東京大学教授・リハビリテーション部部長。一九八六～一九八七年日本リハビリテーション医学会会長、第二四回日本リハビリテーション医学会を主宰（一九八七年）。一九九二年帝京大学教授。一九九七年帝京平成大学教授。第八回国際リハビリテーション医学会（一九九七年、京都）を主宰、一九九七～九九年国際リハビリテーション医学会会長。一九九九～二〇一三年日本社会事業大学客員教授。現在、日本福祉大学客員教授、日本障害者リハビリテーション協会顧問など。

著書には、『目で見るリハビリテーション医学』（東大出版会、一九七一、一九九四）、『リハビリテーションを考える―障害者の全人間的復権』（青木書店、一九八三）、『リハビリテーションの思想―人間復権の医療を求めて』（医学書院、一九八七、二〇〇四）、『リハビリテーション医学の世界―科学技術としての、その本質、その展開、そしてエトス』（三輪書店、一九九二）、『科学としてのリハビリテーション医学』（医学書院、二〇〇一）、「リハビリテーションの歩み―その源流とこれから」（医学書院、二〇一三）など多数。

三井 さよ（みつい・さよ）

一九七三年石川県生まれ。一九九五年東京大学文学部社会学科卒。二〇〇三年東京大学大学院人文社会系研究科博士課程修了。現在、法政大学社会学部教授。

著作には、『ケアの社会学―臨床現場との対話』（勁草書房、二〇〇四）、『看護とケア―心揺り動かされる仕事とは』（角川学芸出版、二〇一〇）、「支援 vol・1～vol・9」（「支援」編集委員会編、生活書院、二〇一一～二〇一八）、『はじめてのケア論』（有斐閣、二〇一八）など。

あとがき

かつて講演の機会に「リハビリテーションとはどういうものだとお考えですか?」というアンケートをとったことがある。いろいろな答えがある中で、驚いたのは『リハビリ』は知っていますが『テーション』というのはわかりません」という答えであった。「ここまで来たか」と思う一方、「意外に正直な返事なのかもしれない」とも思ってしまった。「リハビリ」イコール「機能回復訓練」、イコール「死ぬまで訓練」(「訓練人生」)という使われ方がほとんどの現状であれば、こう思うのも無理はないからである。しかしやはり「リハビリテーション」を専門とする人間としては残念なことであった。

そのような時に、この本のように、読みやすい対談形式のブックレットで「リハビリテーションとは本来どういうものか?」「全人間的復権(人間らしく生きる権利の回復)とはどういう意味か?」などについて読んでいただける機会を得られたのは非常にありがたいことであった。気楽に読んでいただければ幸いである。

最後に、インタビュアーの三井さよ教授、インタビュー構成者の鈴木裕子氏、企画者の猪飼周平教授、編集者の青野昌幸氏に厚く感謝する。

二〇二〇年八月　上田　敏

「Nursing Todayブックレット」の発刊にあたって

日々膨大な量の情報に曝されている私たちにとって、一体何が重要でどれが正しく適切なのかを見極めることがますます難しくなってきています。

そこで弊社では、看護やケアをめぐりいま社会で何が起きつつあるのか、各編集者のさまざまな問題意識（＝テーマ）を幅広くかつ簡潔に発信していく新しい媒体、「Nursing Todayブックレット」を企画しました。

あえてウェブでもなく、雑誌でもなく、ワンテーマだけの解説を小冊子にまとめる手段を通して、医療と社会の間に広がる多様な課題について読者の皆さまと情報を共有し、ともに考えていくための新たな視点を提案していきます。

（二〇一九年六月）

●

本書についてのご意見・ご感想、著者へのメッセージ、「Nursing Todayブックレット」で取り上げてほしいテーマなどを編集部までお寄せください。 http://jnapcdc.com/BLT/m/

Nursing Todayブックレット・06

「生《い》きるを支《ささ》える」リハビリテーション

——Total《トータル》 Restoration《レストレーション》 of《オブ》 Human《ヒューマン》 Rights《ライツ》

二〇二〇年一〇月五日 第一版 第一刷発行

〈検印省略〉

著　者　上田《うえだ》敏《さとし》・三井《みつい》さよ

発　行　株式会社 日本看護協会出版会

〒一五〇-〇〇〇一

東京都渋谷区神宮前五-八-二日本看護協会ビル四階

〈注文・問合せ／書店窓口〉

電　話：〇四三六-二三-三二七一

ＦＡＸ：〇四三六-二三-三二七二

〈編集〉電　話：〇三-五三一九-七一七一

〈ウェブサイト〉https://www.jnapc.co.jp

インタビュー構成　鈴木裕子

デザイン　「Nursing Todayブックレット」編集部

印　刷　日本ハイコム株式会社

ISBN978-4-8180-2281-2